Für alle Wesen

Pulvis, vapor et nihil...

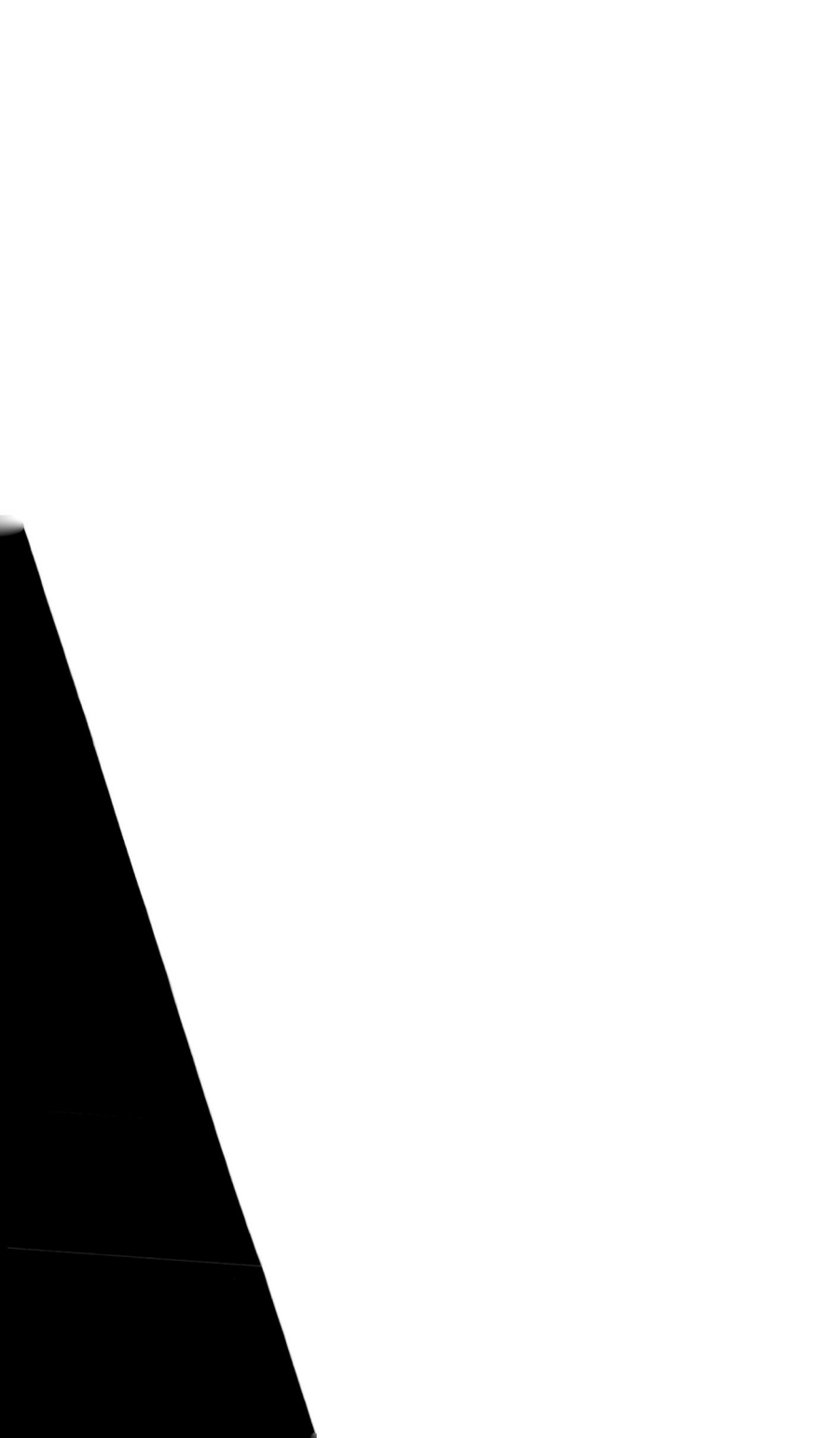

Copyright © 2019 enO

www.izen.world

All rights reserved

The characters and events portrayed in this book are fictitious. Any similarity to real persons, living or dead, is coincidental and not intended by the author.

No part of this book may be reproduced, or stored in a retrieval system, or transmitted in any form or by any means, electronic, mechanical, photocopying, recording, or otherwise, without express written permission of the publisher.

Cover design by: enO und kleinesgestaltungswerk

CONTENTS

Copyright

Dedication

Epigraph

Die Essenz des (i)Zen für Anfänger und Meister von enO	3
Die sich öffnende Faust	5
EINS	7
JETZT	9
Der Zen-Kreis (siehe Cover)	12
Und dann?	25
Der Übungsweg	28
Zazen	29
Visualisierung	32
Konzentration	34
Meditation	36
Kurz	40
Kongan/Koan	42

Schlusswort	53
Über den Autor	56
Da-Sein	58
Weitere Bücher des Autors	60

„Der Zen-Kreis"

DIE ESSENZ DES (I)ZEN FÜR ANFÄNGER UND MEISTER VON ENO

Für Zen-Übende und alle, die ihr wahres Wesen entdecken und entfalten möchten!
Die großen Lehren des Buddhismus werden auf der Spitze einer Akupunkturnadel gebündelt und zusammen mit der Zen-Lehre und Elementen aus dem Yoga-Sutra zu einem glasklaren Übungsweg kristallisiert. Der totale Verzicht auf Fachbegriffe, Riten, Traditionen und Umwege rückt den Erleuchtungsweg plötzlich **für alle Menschen** in Reichweite.
Geistige Befreiung bietet die Chance zur Bereicherung für Gläubige jeglicher Religionen und für atheistisch denkende Menschen gleichermaßen! Gibt es da überhaupt einen Unterschied? Nur wenn

du das denkst!

Was erwartet dich in diesem kurzen Kompendium der Weisheits- und Übungslehre:

- Der Zen-Kreis wird vollständig und doch knapp beleuchtet - verständlich für jeden Motivierten.

- Warum Atomphysik und Zen zum gleichen Ergebnis gelangen – „Alles Quarks!"

- Erleuchtung ist für jeden möglich!

- Die Essenz der praktischen Übung zur Erfahrung der Erleuchtung.

- Enthüllende Tipps und Beispiele für die Kongan/Koan-Praxis - ganz unkonventionell.

- Wie Zazen, Konzentration und Meditation funktionieren – einfach und effektiv.

- Kompendium der (i)Zen-Lehre für moderne Menschen im Wandel der Zeit.

enO (="One" rückwärts gelesen!)

> Für: Alle Wesen dieser Welt
> Dank: An alle Wesen

DIE SICH ÖFFNENDE FAUST

In der Lehre verwende ich sehr gerne die sich öffnende Faust, weil sie wie Buddhas hochgehaltene Lotosblüte so vieles in einer Geste verbindet. Ich halte eine Faust vor mich und frage die Hörer, was dies sei. Natürlich sagt fast jeder spontan: „Eine Faust!", es sei denn, er misstraut seinem Denken bereits durch die Zen-Übung. Dann öffne ich die Hand und spreize alle Finger: „Wo ist die Faust jetzt?" Es folgt eine Phase des betretenden Schweigens mit Blicken, die mich, den Lehrer, für schwachsinnig erklären. Ich frage: „Bin ich ein Zauberer? Wohin ist die Faust verschwunden?"

Anfängern erkläre ich, dass wir lediglich aufgrund einer bestimmten Anordnung von Teilen den Dingen Namen geben und sie in die Realität erheben. Geht es unserem konventionellen Denken nicht mit allem so?

Die Faustöffnung kann so vieles bedeuten, wenn man sein Denken traben lässt:

- Loslassen vom Denken und Benennen und Produzieren von Denk-Illusionen.
- Buddhas Lotosblüte, als er Mahakashyapa die Nachfolge übergab.

- Gewaltlosigkeit, denn die Faust wird meist als aggressive Geste benutzt.

- Loslassen von Benennungen (s.o.).

Wenn wir dies alles verinnerlicht haben, dann verliert die Geste ihre Bedeutungen, die Hand und alles andere lösen sich im Großen auf und du bist einfach nur noch da! Ist das nicht wundervoll? Du musst nur Da-sein. Dies ist (i)Zen!

Der Weg zur mentalen Befreiung wird mit dem Zen-Kreis, den viele Lehrer benutzen, als Basis ganz einfach erklärt und auf die zwei Weisheits- und Übungsinhalte „EINS" und „Jetzt" reduziert. Beide Entitäten zu verinnerlichen und zu erlangen, führt unweigerlich zur Befreiung des Denkens und damit zur Erleuchtung, die jeder erfahren kann. Der Übungsweg wird in seinen Grundlagen so einfach wie möglich und ohne Ballast entwickelt.

EINS

Wir alle sind mit allen Lebewesen und Dingen auf der Welt ein einziges, großes Ganzes. Alle Unterscheidungen, Abgrenzungen, Vorstellungen, Urteile usw. sind lediglich Produktionen unseres Geistes. Alles auf der Erde (und im Universum?) besteht lediglich aus kleinsten Teilchen, möge man sie nun Atome, Moleküle oder Quarks (die kleinsten Teilchen der kleinsten Teilchen) nennen, und diese bilden einen einzigen Organismus. Zu glauben es gäbe „Bäume", „Mäuse" oder „Menschen" erweist sich als subjektive Sichtweise unseres Denkens. Andere Lebewesen erkennen in den o. g. Dingen ganz anderes. Zudem sind sie derart vergänglich und wandelbar, in jedem Augenblick, dass man schwerlich von absoluten Erscheinungen mit Eigennatur sprechen kann. Also können diese keine allgemeingültige Realität sein!
Mit den Benennungen erschafft unser Geist also Personen, Tiere, Pflanzen und Dinge, die in der letztendlichen Realität gar nicht derart real sind und ebenso wenig voneinander getrennt existieren.

Man kann sich die ganze Welt vorstellen wie eine große Kugel aus Teig oder Ton, aus der der

Bäcker oder Künstler ständig neue Formen erschafft. Wir alle sind lediglich aus dieser Grundsubstanz erschaffen, waren vor der Geburt etwas anderes und nach dem Tod ebenfalls. Diese Substanz – alles Quarks! - wird lediglich ständig gewandelt und bringt seit Urzeiten immer neue Formen hervor und alte vergehen. Die Masse oder Energie – beides ist ineinander umwandelbar - dieser Grundsubstanz wird von der Sonnenenergie angetrieben und bleibt in sich konstant.

Aus der Erkenntnis, dass alle Wesen mit allen Dingen ein großes Ganzes bilden, entsteht fast immer automatisch ein umfassendes Mitgefühl und demütige Rücksichtnahme. Denn wie könnte ich jemanden verletzen oder berauben, wie könnte ich der Welt schaden, wenn ich selbst doch diese Anderen und die ganze Welt bin?

JETZT

Vergangenheit und Zukunft existierten nicht, haben nie existiert und werden nie existieren! Sie sind ebenfalls illusorische Produkte unseres Denkens.
Die Vergangenheit, die damals ein Jetzt war, mag in unserem Gehirn Spuren in Form von chemischen Botenstoffen und elektrischen Strömen verursacht haben. Aber sie ist unzweifelhaft jetzt vorüber. Man kann weder auf sie zeigen noch sie zur Realität werden lassen. Man könnte sie mit einer DVD im großen Regal unseres Gedächtnisses vergleichen.

Die Zukunft wird ebenfalls durch unseren regen Geist anhand von Erfahrungen und Erwartungen erzeugt. Ängste und Sorgen sind eine Folge dieser Gehirnaktivitäten. Aber „die Zukunft" als Vision sieht jeder der 8 Milliarden Menschen anders und sie tritt niemals in allen Details so ein, wie unser Denken sie vermutet; sonst wüsste ja jeder die Lotozahlen oder seinen Todestag schon heute! Auch die Zukunft könnte man sich als DVD vorstellen, die der geniale Regisseur in unserem Gehirn als Science Fiction Film ständig neu produziert, nicht mehr. Sie entbehrt jeglicher tatsächlichen, objektiven Realität im Jetzt.

Beide Aspekte, EINS und Jetzt, stellen die Essenz des Zen dar, sowohl als Weisheitsbegriffe als auch als Übungsweg. Diese Essenz zur mentalen Befreiung möchte der Autor allen Menschen mit der entsprechenden Sehnsucht und Ausdauer zur Verfügung stellen. Dass man letztlich auch von diesen Vorstellungen und Begriffen loslässt, spielt für den Weg dorthin vorerst keine Rolle.

→ Und dies ist das Frappierende daran: Mehr ist nicht nötig, um zur Erleuchtung zu gelangen, als diese beiden Aspekte erstens intellektuell zu verstehen und zweitens in Meditation zu verinnerlichen und zu erlangen:
Durch das Loslassen vom konventionellen Denken an Vergangenheit und Zukunft („Jetzt") sowie die Auflösung der Ich-Vorstellung als getrennte Wesenheit und das Vergessen aller Begrifflichkeiten („EINS"), gelangt der Suchende zielgenau und oft plötzlich zum vollständigen Erwachen. An diesem Punkt vor dem Denken, erkennt er letztlich, dass es auch keine „Gegenwart" oder kein „Jetzt" gibt, ebenso wenig wie ein „EINS" oder „Vieles" geschweige denn so etwas wie „Erleuchtung"! Alles dies erweist sich letztlich nur als Vorstellung unseres Denkens.
Aus der Erfahrung des EINS-Seins mit der Welt entsteht ganz von selbst ein umfassendes Mitgefühl und der Antrieb zu helfen.

Was hier schwierig klingen mag, wird sich im

Text zielgenau, logisch, schrittweise und einfach entwickeln. Aber selbst wenn der Weg dann glasklar erkennbar wird, bedeutet dies nicht, dass es einfach sein wird, diesen auch tatsächlich zu gehen:
Ein Turmspringer muss ebenfalls lediglich die Leiterstufen bis zum Zehnmeterbrett hochsteigen, sich an die Kante stellen und kopfüber nach unten springen. Jeder Mensch mit funktionierendem Körper und Geist ist prinzipiell dazu in der Lage. Für jemanden, der dies noch nie getan hat allerdings, wird dieser einfache, klare Weg schwierig erscheinen.
Dennoch halte ich es für eine wichtige Voraussetzung, die Essenz der Befreiung und des Erleuchtungsweges ohne Ablenkungen und Ballast zu erkennen. Der Suchende und Übende kann sich dann zielgerichtet auf diesen Weg konzentrieren, anstatt wie ein Turmspringer in nebliger Dunkelheit und bei Gewitter unnötig Energie durch Orientierungsprobleme zu vergeuden.

Betrachte diesen Text als das vielleicht klarste und zielgerichtetste Navigationsgerät, das du jemals zu diesem Thema benutzt hast!
Den Weg dann tatsächlich übend zu gehen, musst du ganz alleine und mit einiger Hingabe und Ausdauer unternehmen! Das Navi fährt nicht selbst. Man muss ihm glauben und dann in Aktion treten.

DER ZEN-KREIS (SIEHE COVER)

Dieses Schema benutzen manche Zen-Lehrer um den prinzipiellen Verlauf der Weisheitsentwicklung zu verdeutlichen, eben wie ein Navigationsgerät. Dieses stellt keine Wahrheit dar, sondern möchte als Methode oder Konzept verstanden werden. Könnten wir sofort von allem Denken loslassen, dann bräuchten wir keine Methoden. Wir wären schlagartig erleuchtet und frei.

0 Grad

Hier befinden sich die meisten Menschen. Man nennt dies das konventionelle Denken. Hier hält man eine Maus für eine Maus und 1+1 ergibt 2. Ein Stift ist ein Stift und ein Buch ein Buch. Kaum jemand hegt an dieser Stelle Zweifel. Wir sind völlig abhängig vom Denken.

Man sagt wir halten hier an Name und Form fest, also an Benennungen und Dingen, wie sie uns primär und vordergründig erscheinen.

90 Grad

An dieser Stelle haben wir bereits verstanden, dass alles EINS ist, also aus der gleichen Grundsubstanz besteht. Nennen wir diese hier einfach „Quarks". Wir könnten auch Moleküle oder Atome dazu sagen. Physiker nennen sie in der Feldtheorie ein Energiefeld. Hier ist uns bewusst, dass sich alles ständig ineinander umwandelt und kein Ding so etwas wie Beständigkeit oder absolute Eigennatur aufweisen.

Der Stift ist das Buch, das Buch ist der Stift, da besteht kein Unterschied. Beide bestehen aus Quarks wie wir selbst auch. An dieser Stelle mag es am schwierigsten zu begreifen sein, dass man selbst eben auch lediglich aus dieser Substanz besteht, es also kein absolutes, beständiges Ich geben kann. Denn das Buch oder der Stift sind ebenso wie wir selbst nur Erscheinungen der Grundsubstanz, der „Quarks-Pampe", aus der alles ausnahmslos besteht.

Mathematisch ausgedrückt wäre dann 1=0 und 0=1 und 100=3000. Diese Tatsache nennen Buddhisten die Leerheit, also die Tatsache, dass nichts auf der Erde Eigennatur oder Beständigkeit aufweist, dass sich alles ständig ineinander umwandelt und deshalb Geburt und Tod lediglich Vorstellungen eines individuellen Ichs darstellen. Nichts besitzt innewohnende Eigennatur, Absolutheit. Alles ist voneinander abhängig und wandelt sich ständig ineinander um.

Das Wissen darüber an dieser Stelle im Zen-Kreis ist aber bisher lediglich theoretisch. Man hat es noch nicht verinnerlicht oder erlangt. Deshalb sagen manche Zen-Meister, dass dieses *konzeptionelle Zen* schlimmer sei, als an Krebs erkrankt zu sein. Warum? Weil man zu der Vermutung gelangt, man habe die ganze Weisheit schon vollständig erlangt und alles verstanden, was die Welt zu bieten hat. Dabei stehen wir hier erst am Anfang, wenn auch einem sehr wichtigen in die richtige Richtung.

Der Übende ist an dieser Stelle gebunden durch sein Festhalten am Denken.

180 Grad

Nur durch Zazen (bzw. Meditation), die Unterrichtung durch einen weisen Lehrer und auch durch die Arbeit mit Kongan/Koan kann man den o. g. Stand verlassen und zur wahren Einsicht gelangen. Durch die Übungen, die später noch genannt werden, kann man die theoretische Einsicht von EINS und JETZT sich so sehr zu eigen machen, dass man vom Denken loslassen kann. Man erfasst diese Wahrheiten intuitiv, ohne das intellektuelle Denken.

Man kann sich das ungefähr so vorstellen, wie das Erlernen des Fahrrad- oder Autofahrens: Anfangs muss man auf jede Kleinigkeit achten, hat mit dem Gleichgewicht zu kämpfen, mit Bremse und Kupplung, obwohl einem alle Funktionen theoretisch völlig klar sind. Irgendwann mit viel Übung braucht man gar nicht mehr darüber nachzudenken und man beherrscht das Ganze völlig automatisch.

Bei 180 Grad gibt es ohne Denken keine Begriffe oder Namen mehr. Alles Benennbare verschwindet, da Namen und Vorstellungen lediglich vom Geist erschaffen wurden. Der Geist klebt nicht mehr an den Dingen wie vormals. Wir nehmen wahr ohne darüber nach-zudenken. Wenn das Denken bei 0 oder 90 Grad noch wie Klebstoff war, dann ist es

nun wie Wind geworden. Es haftet nicht mehr an, nimmt wahr ohne zu berühren.
In Zahlen ausgedrückt wird alles zu Null: 1=0 und 30=0 und 34x5000=0. Wenn man nach dem Stift oder dem Buch gefragt werden würde, dann gäbe es keine Antwort darauf, weil Worte bedeutungslos geworden sind, sie sind erloschen. Zen-Meister lehren ihre Schüler an dieser Stelle einfach auf den Boden zu schlagen, zu klatschen oder eine andere, spontane und wortlose Aktion auszuführen. Eine andere Antwort gibt es am Nullpunkt nicht. Worte sind bedeutungslos und nichtig geworden.
Buddhisten nennen dieses Stadium das Nirwana, das Verlöschen des konventionellen Denkens. Zen-Meister nennen diese Stufe das *Tathagata-Zen.*

Alles wird nur durch unsere Denken erschaffen. Gibt es kein Denken, dann gibt es nichts. „Ich denke, also bin ich!", sagte ein bekannter Philosoph. Was ist dann, wenn du nicht denkst? Ursprünglich gibt es nichts! Deshalb wäre auch eine innere „Keine-Ahnung-Haltung" oder ein „donnerndes Schweigen" eine gute Antwort auf jegliche Fragestellung auf dieser Stufe.

Jetzt erfährt der Übende seine *Erste Erleuchtung* und die meisten, auch Lehrende, bleiben auf dieser Stufe stehen. Das ist völlig in Ordnung und eine große Errungenschaft für einen Menschen. Man hat sich selbst verwirklicht, ist erleuchtet und kann jederzeit im Nirwana Ruhe und Klarheit finden. Man fühlt unzweifelhaft und klar, dass es kein Ich als Realität gibt; das Ich oder Selbst war schon immer nur eine Illusion gewesen. Das Denken wird ent-täuscht!

Aber im Alltagsleben hilft es einem dennoch nicht weiter, wenn man eine Entscheidung treffen muss, was als nächstes zu tun ist. Die Erste Erleuchtung ist auf den Augenblick und die Leere des Nichts fixiert. Der Übende kann zwischen konventionellem und erleuchtetem Denken umschalten, hin und her springen. Dies ist ein wundervolles Gefühl und eine riesige Freiheit. Aber wie kann man Menschen helfen, ihren richtigen Weg zu finden? Wie kann man selbst zum Helfen gelangen? Wie handelt man von Moment-zu-Moment? Dies ist mit Stillstand in der Leere nicht zu machen.

Man spricht an dieser Stelle vom Festhalten an der Leerheit.

270 Grad

Durch weitere Übung der Meditation und durch die Unterrichtung durch weise Lehrer gelangt man weiter zu einen Punkt, an dem man sich völlig frei fühlt.
Wenn alle die Denkkategorien der Menschen keinerlei Bedeutung mehr haben, sich im Nichts auflösen, so erkennt man, dass man völlig frei ist. Diese totale Freiheit, wie sie vielleicht damals die Dadaisten gespürt haben mögen oder wie sie ein junger Hund erlebt, wenn er zum ersten Mal in seinem Leben im Schnee herumtollt, ist wundervoll. Man kann nun Worte und Zahlen und Handlungen völlig frei benutzen, ist an nichts mehr gebunden. 1=888 und 45=0=2001 und 6-81=6000.

Allerdings erweist sich diese Freiheit im Alltag schnell als trügerisch. Denn man ist und fühlt sich zwar völlig frei, darf aber nicht die konventionelle Realität der meisten Menschen verleugnen, sonst wird man schnell für verrückt gehalten. Dies wäre an sich nicht schlimm. Aber wenn einer aufgrund seiner inneren Freiheit meint, alle Menschen töten zu können, da diese ja nur aus Quarks bestehen und sowieso vergänglich sind (was spirituell ja stimmt), dann wird er schnell im Gefängnis landen, wo er niemandem mehr helfen kann und seine innere Freiheit auf sehr beengtem Raum ausleben muss. (Hätte er tatsächlich EINS verstanden, wäre er aufgrund seines Mitgefühls gar nicht in der Lage gewesen zu verletzen!). Oder er lässt sich mit Freuden von einem Tiger fressen, denn er und dieser sind ja ohne Unterschied! Alles dies ist spirituell völlig in Ordnung. Aber wir leben eben auch konventionell und werden mit den Regeln dieser Welt konfrontiert, in der wir leben, deren Menschen uns umgeben. Eine Wahrheit darin ist auch der Selbsterhaltungstrieb. Denn wenn wir tot sind, vielleicht durch einen verblendeten Angreifer, dann können wir auch niemandem mehr helfen. Das erscheint dann doch wenig sinnvoll.

Nach dem Stift und dem Buch gefragt, würde man hier antworten, dass der Stift fliegt und das Buch durch den Ozean schwimmt, denn alles ist erlaubt. Jede Antwort ist im Reich der totalen Freiheit in Ordnung. Aber ein Stein bleibt nun mal hart, zumal wenn er einem auf den Fuß fällt, selbst wenn es „hart" spirituell betrachtet nur als Denkprozess gibt!

Auf dieser Stufe hält der Übende noch an der Freiheit fest.

360 Grad

Erst mit der sog. *Urspünglichen* und *Letztendlichen Erleuchtung* hat man den ganzen Zen-Kreis umrundet. Man gelangt wieder dort hin, wo man schon immer war. Man ist kein anderer geworden. Die konventionelle Realität und die letztendliche werden eins.
Der einzige Unterschied ist der, dass man alle Weisheitsaspekte von 90 bis 360 Grad verinnerlicht und erlangt hat. Man hat eine andere Erfahrungsebene und kann sowohl die konventionelle als auch die letztendliche Realität meist gleichzeitig erkennen, erfahren und leben, in einem kognitiven Akt.

Man erkennt, dass man schon immer erleuchtet war, es aber nicht sehen konnte. Ähnlich wie bei einem Berg in der Ferne, der bisher immer im Nebel gelegen war: Eines Tages bei plötzlich klarer Sicht erkennt man glücklich und erstaunt den wunderschönen, schneebedeckten Gipfel. Selbst wenn dieser wieder im Nebel verschwinden sollte, so ist man doch ein anderer geworden, weil man nun weiß, dass es ihn gibt und wo er steht!

Nach dem Stift und dem Buch gefragt, würde man nun antworten: Der Stift ist der Stift, das Buch ist das Buch, was sonst? *Alles ist einfach so!* Auch die *metaphysische* Antwort "Die Blumen blühen im Frühjahr!" wäre treffend, denn so ist es nun mal (*Ursprüngliche Erleuchtung*), das weiß doch jedes Kind, einfach so!

Noch treffender als Antwort erweist sich aber wo möglich die Handlung, die exakt der Situation entspricht: Man nimmt den Stift wortlos und schreibt damit; man ergreift das Buch und liest darin. Gibt es passendere Antworten? Diese Antworten sind *konkret,* sog. Einpunktantworten. Sie sind Antworten eines Kindes und eines Weisen zugleich und treffen genau den Punkt der aktuellen Situation. *Einfach genau so!*

Wenn du hungrig bist, iss, wenn du durstig bist, trink! Die Antwort sollte der eigenen Beziehung zur Situation entsprechen: Wenn es gilt, einen Brief zu öffnen, dann dient der Stift als Brieföffner, ohne Zögern, ohne Denken, intuitiv. Was sonst? Kann das Leben einfacher und klarer sein? Das ist Zen. Alles ist einfach genau so, wie es ist *(Letztendliche Erleuchtung)*!

Man weiß nun intuitiv um alle die anderen Aspekte, man hat den Kreis sozusagen durchlaufen:

Alles besteht aus der gleichen Substanz und man kann dies zeitgleich sehen und fühlen; man weiß um die Bedeutungslosigkeit von Namen und Formen; man fühlt sich und ist tatsächlich völlig frei! Und dennoch erkennt man die normale Realität der anderen Wesen und für sich selbst an. Man weiß aber, dass diese nicht absolut ist, sondern vom Geist konstruiert.

Dies verhält sich ein wenig wie bei der Beobachtung eines Zauberkünstlers: Anfangs hält man dies für richtige Zauberei, dann durchschaut man den Trick und erkennt die Illusion. Letztlich erfreut man sich am Schauspiel und sieht sowohl die Illusion als auch die Handlung der Künstlers als Gesamtbild. Die Illusion ist keine Illusion mehr, sobald man sie durchschaut hat. Sie wird zu einer Realität! Sie existiert, aber man ist nicht mehr darauf festgelegt, man sieht viel weiter.

Man nennt diese Stufe *Erleuchtungs- oder Patriarchales Zen.* In dieser Letztendlichen Erleuchtung gibt es kein Festhalten mehr an Name und Form (0 Grad), am Denken (90 Grad), an der Leerheit (180 Grad) oder an der Freiheit (270 Grad), sondern nur noch einen frei fließenden Geist wie Wind, der ganz im Jetzt agiert, von Moment-zu-Moment - die Momentwelt.

Wie schon erwähnt, kann man hier noch sehr subtil zwischen *metaphysischem und konkretem* Erfassen der Wahrheit unterscheiden: *"Einfach so!"* entspräche einem universellen Erfahren ("Salz schmeckt salzig, der Himmel ist blau!"), *"Einfach genau so!"* drückt sich in einer konkreten, der

Situation exakt angepassten Handlung aus (Tee aus einer Tasse trinken, eine Wespe mit der Hand verscheuchen.) Die Intuition ist an die Stelle des Intellekts gerückt und man handelt von Moment-zu-Moment der Situation entsprechend. Diese Handlungen fallen natürlich nicht bei allen Menschen gleich aus, je nach Charakter und Erfahrung.

Alles vermeintliche Wissen wird bedeutungslos. Intuitive Erfahrung und Spontaneität treten an dessen Stelle.

Erst mit dem Annehmen auch der konventionellen Realität in ihrer Soheit, wird es möglich, von Moment-zu-Moment zu handeln und zu helfen. Man erkennt:

Alles ist Wahrheit!

Jede Meinung ist als Teilwahrheit in der großen Wahrheit enthalten.Verbunden mit der Erfahrung der durchlebten Weisheitsaspekte gelangt man zu einem intuitiven Handeln, spontan und ohne an Vergangenheits- oder Zukunftsgedanken zu kleben. Dualität hat sich aufgelöst. Es gibt nicht zwei, keine Gegensätze, immer nur EINS. Es gibt kein Gut oder Schlecht mehr.

Denken und Handeln werden eins, aus dem Moment und ganz leicht aus dem Bauch heraus.

UND DANN?

Was hat sich nun durch diesen oft langen Übungsweg verändert? Nicht die eigene Person, sondern lediglich die Sichtweise, der Blickwinkel und der Standpunkt ist eine andere geworden. Deshalb spricht man nicht von Veränderung, sondern von *„Transformation"*.
Du betrachtest dann die Welt nicht mehr (nur) durch deine Ich-Augen!

Ein vollständig Erwachter ist deshalb nicht von außen sofort erkennbar. Er hält nicht an Formen oder Vorstellungen oder Meinungen fest. Es ist nicht mehr notwendig auf irgendwelche Dinge zu verzichten, denn man ist sowieso innerlich tatsächlich frei davon. Man muss sich keine Glatze scheren, nicht prinzipiell auf Alkohol oder Besitz verzichten. Verzicht kann eine wertvolle Übung sein. Zu glauben, Verzicht mache per se frei, stellt eine Täuschung dar. Auch ein Raucher wird nicht frei, indem er die Zigaretten einfach wegwirft. Die innere Freiheit von der Sucht braucht länger. Wenn er dann aber frei ist, dann stören auch Zigaretten in der Nähe nicht.

Wer wirklich frei ist, kann seine Haare halten wie er mag, er misst seiner Frisur keine Bedeutung mehr zu. Wenn die Haare zerzaust sind, dann beeinflusst es seine Gefühle kein bisschen. Er kann auch gelegentlich Alkohol trinken oder sich an Sex oder schönen Gegenständen im Jetzt erfreuen. Aber er wird alles dies nicht brauchen. Deshalb beschäftigen sich die meisten Weisen nicht damit. Absolute Abstinenz wovon auch immer ist meistens auch ein Zeichen von Angst und Abhängigkeit. Totale Freiheit ohne Festhalten kann alles benutzen, wird aber nichts brauchen! Deshalb sieht man einem BefreYten (auch frey von Rechtschreibung...) die Erleuchtung nicht unbedingt an: Er läuft nicht unbedingt mit Glatze, in Jute-Kleidung und Reisstrohsandalen durch die Gegend. Er kann auch ein Auto besitzen und nicht nur ein Fahrrad. Vielleicht raucht er auch hin und wieder eine Zigarette. Er muss sich nicht als Weiser präsentieren, er kann ureigenst er selbst sein! Allerdings wird er eine unerschütterliche Ruhe und Klarheit ausstrahlen; sein Geist bleibt in jeder Situation unbewegt. Er lebt in totaler Stille, da jeder Moment in sich abgeschlossen wahrgenommen wird.

Dein klarer Geist bleibt nun in allen Lebenssituationen unbewegt, heiter und gelassen. Du siehst die ewige Stille jedes Moments; Moment-für-Moment wirst du intuitiv „richtig" handeln.

Dein Denken weilt meistens im Jetzt und du fühlst keine Unterscheidungen mehr, weder zwischen dir und dem großen Ganzen noch zwischen anderen Dingen. Du bist integriert in allem und mit allem.

Umfassendes Mitgefühl ergibt sich fast immer aus der Verbundenheit mit allen Wesen, die aus der gleichen Substanz bestehen und sich in der gleichen Lebenssituation befinden.

Leben und Tod existieren lediglich in der Vorstellung einer Ich-Sicht, nicht jedoch in der letztendlichen Realität - hier gibt es nur den großen Wandel.

DER ÜBUNGSWEG

Wie erschließt man sich nun die Wesensinhalte von Jetzt und EINS?

Man kann die Erfahrung der Befreiung nicht durch lesen, diskutieren oder reden erlangen. Man kann sie nur machen. Man muss aktiv werden. Transformation ist Tun!

ZAZEN

Den klassischen Weg in Zen-Klöstern bietet das Zazen, das „Einfach-nur-Sitzen". Absichtslos, ohne Ziel und ohne Erwartungen, sitzt der Übende in einer Position, die sich über Jahrtausende bewährt hat. Deshalb kann man sagen, es gibt keine bessere. Allerdings üben kann man in jeder Körperstellung. Oder glaubst du, einem Menschen mit Rückenleiden als Handicap könne nicht seine Erleuchtung finden? Die richtige Sitzhaltung macht es jedoch leichter. Warum? Man sitzt in einer stabilen Position, in der man wie ein Stuhl mindestens an drei Punkten Bodenkontakt hat. Die Stellungen sind die bekannten, wie Lotos voll und halb, burmesischer Sitz, Seiza und zur Not auch auf einem Stuhl aufrecht ohne anzulehnen. Prinzipiell ist aber jede Körperhaltung möglich.

Mit dem Körper zeigt man dem Geist, wohin die Reise geht. **Zumindest anfangs meditiert man mit dem Körper.** Stabil, bewegungslos, aufrecht und mit offenen Augen zu sitzen sagt dem Geist: Sei ruhig und doch wach!

Lasse alles locker, außer einer geringen Anspannung im unteren Rücken. Und der Geist? Es gibt natürlich keine Trennung zwischen Körper und Geist. Der Verständigung wegen spricht man aber davon. Der Geist erhält keine spezielle Aufgabe, im Gegensatz zu Visualisierungen und der Konzentrationsübung (s. u.). Er soll einfach nur sein, „Da-sein"! Wenn man träumt, also die Gedanken wie im Schlaf vagabundieren, dann ruft man sich lediglich zu einer allgemeinen inneren Haltung der Wachheit für das Jetzt auf. Vergleichbar wäre die Katze vor dem Mauseloch, ein Tiger vor dem Sprung oder als wenn dein Haupt in Flammen stünde. Du siehst, das Sitzen in Zazen – man nennt es auch „einfach nur Sitzen" - ist also keinesfalls träumerische Ruhe, sondern außerordentliche Wachheit im Jetzt. Träumendes Zazen ist totes Zazen. Man freut sich über die wachen Phasen ohne die Träume abzulehnen.

Wir sind Wachheit meist nur gewohnt in Verbindung mit zielgerichteter, körperlicher Aktivität. In Meditation gilt es, diese Wachheit mit körperlicher Totalruhe zu verbinden. Dies ist ungewohnt und bedarf beständiger Übung, auch nach Erleuchtungserlebnissen. Wir üben also, alles mit normalerweise offenen Augen (Ohren,...) bewusst wahrzunehmen, was im Augenblick geschieht. Sobald Denken an Vergangenheit, Zukunft oder abstrakte Inhalte auftauchen, die nicht mit diesem Moment zu tun haben, kehren wir - immer wieder ganz von selbst - einfach wieder zu diesem aktuellen Moment zurück.

Mehr gibt es nicht zu tun oder zu sagen. Und je länger und öfter, desto besser. Längere Perioden sind kürzeren vorzuziehen, weil Körper und Geist oft recht lange brauchen, bis sich die Wogen des Wassers, die Gedanken, glätten. Alles geschieht wie von selbst, unbewusst und natürlich. Es bedarf nur der Hingabe und Zuversicht. Und v. a. man muss es tun!

VISUALISIERUNG

Zum Erschließen des Verstehens von EINS sind bestimmte in Versenkung zu übende Vorstellungen sehr hilfreich, selbst wenn man letztendlich wieder davon loslässt. Sie stellen lediglich Fahrzeuge, hilfreiche Methoden dar.

Man stelle sich, manchmal mit offenen, manchmal mit geschlossenen Augen, immer wieder vor, alles bestünde aus kleinsten Teilchen, genau so wie die Physiker dies vorschlagen. Man kann mit der Zeit wirklich wie mit einem Mikroskopblick diese Quarks in der Imagination sehen, auch bei offenen Augen. Dann beobachtet man die Dinge bestehend aus Quarks über die Zeiten hinweg und sieht deren Umwandlung über Geburt und Tod hinaus. Man erkennt die beständige Umwandlung aller Erscheinungen in andere, einschließlich der eigenen Person. Alle Teilchen bewegen sich selbständig und erzeugen das Trugbild von Formen. Verschiedene Lebewesen erfahren diese Formen unterschiedlich.

Eine Blockflöte ist nur für einen Menschen mit Lebenserfahrung eine Flöte; ein Kind oder ein Hund sähen etwas anderes darin: Schlagwerkzeug, Beißknochen, Stock. Wieder andere Wesen wie z. b.

kleinste Bakterien betrachten das Holz der Flöte als Nahrung oder Wohnstatt. Sie alle haben recht.

Weitere Übungen bestehen darin, sich imaginativ selbst in Wasser zu verwandeln und dann in den Boden zu versickern, bis man sich in der Erde vollständig aufgelöst und in allem verteilt hat.

Gleiches kann man mit der Vorstellung üben, man sei vom Winde verweht, wie Asche und Staub, und werde dann über die ganze Welt verteilt. Letztlich wird man Teil von allen Wesen und Pflanzen und Dingen. Die eigene Substanz verliert sich in allem.

Eine weitere sehr wirksame Methode stellt die Beobachtung von Wellen oder Wolken dar. Deren ständige Veränderung und Auflösung bezieht man sehr schnell ganz automatisch auf sich selbst.

KONZENTRATION

Sie ist die Eintrittspforte zur Meditation, dem Loslassen. Der zerstreute Geist muss oft erst lernen, sich auf einen Punkt zu konzentrieren. Durch Konzentrationsübungen wird der Geist wieder stark, flexibel und lenkbar. Konzentrationsfähigkeit ist normalerweise das grundlegende Gegenmittel gegen die Zerstreutheit und Träumerei. Übe immer wieder beliebige Arten der Konzentration:

- Visuell: auf einen Punkt, ein Objekt, eine Szene.

- Akustisch: auf Musik, Geräusche, die Stille.

- Sensorisch: auf Körperempfindungen, auf Körperteile.

- Abstrakt: auf Mitgefühl, auf Liebe, auf Gefühle aller Art.

Wichtig ist zu wissen, dass es gar nicht um die Konzentration an sich geht. Sie ist nur ein Trick, ein Hilfsmittel. Da wir meist nicht einfach vom Denken loslassen können, führt der Weg oft über die Konzentration. Durch die einspitzige Konzentration beachtet man alle anderen Gedanken nicht. Es geht also darum, von allem anderen loszulassen. Man fühlt in der Konzentration die Abwesenheit aller anderen Aspekte! Hat man dies lange genug geübt, dann geschieht das Loslassen vom letzten Objekt der Aufmerksamkeit ganz von selbst: Erste Erleuchtung, Satori, Nicht-Denken.

MEDITATION

Dieser Begriff wird sehr vielschichtig und unterschiedlich benutzt, selbst von darin erfahrenen Übenden.

Alle Arten der Meditation, die auf ein bestimmtes Ziel gerichtet sind, also denen eine Absicht zugrunde liegt, sind wenig hilfreich für den Befreiungsweg. Denn Absicht und Wollen stellen Verstandesaktivitäten dar. Diese würden dadurch gestärkt werden, anstatt sie hinter sich zu lassen. Menschen wollen Gewohnheiten ablegen, ein Ziel erreichen, ruhiger und mitfühlender werden oder weiser. Alles dieses Wollen hat in der eigentlichen Meditation nichts verloren. Zudem sind diese Meditationen auf das Ich bezogen und deshalb der Auflösung einer Ich-Vorstellung abträglich. Allerdings können diese einfachen „Meditationen" durchaus die Konzentrationsfähigkeit schulen.

Meditation (Dhyana) folgt im Yoga-Weg auf die Konzentration (Dharana) bis dann der erleuchtete Flow (Samadhi) erscheint. Nach langer einspitziger Konzentration wie oben beschrieben, tritt die Phase der Meditation irgendwann von selbst ein. Hier lässt man vom Objekt oder Thema der

Konzentration los und neue Gedanken erscheinen nicht sofort. In dieser Zeitspanne geschieht Meditation, Wahrnehmung (im Jetzt) und doch keine Wahrnehmung (es gibt kein Nachdenken darüber mehr). Übe Konzentration und warte auf die Meditation! Sobald dein Geist bereit dazu ist, wird sie geschehen, so wie auch beim Zazen.
Du kannst dir das so vorstellen, als würdest du im aufgewühlten Ozean deines Lebens schwimmen. Die hohen Wellen drohen dich zu ertränken, weil du noch nicht schwimmen kannst. Nun hältst du dich an einem Holzstamm fest (die Konzentration als Hilfsmittel). Er rettet dich, ermöglicht dir langsam Schwimmen zu lernen. Du beginnst mit den Beinen zu rudern, dann kannst du immer häufiger eine Hand weglassen und sie bewegen. Mit der Zeit brauchst du den Stamm nicht mehr. Du hast gelernt, mit den Wellen des Ozeans mitzugehen, ganz ohne Anstrengung. Du musst nicht mehr dagegen ankämpfen. Du nimmst die Wellen an wie sie kommen. Sie stören dich nicht mehr, weil du ihre Schwingung intuitiv mitgehst. Du bist mit den Wellen verschmolzen. Dies ist die Meditation. Sobald der Vorgang vollkommen unbewusst geworden ist, zu deinem ureigensten Wesen, bist du erleuchtet.

Dieser klare Geist tritt als Folge von Zazen oder Meditation auf. Man vergleicht dessen Aktivität gerne mit einem Spiegel, der einfach wiedergibt, was vor ihm erscheint. Erscheint ein Ball, dann zeigt

er einen Ball. Erscheint eine Farbe, dann zeigt er diese Farbe. Das Entscheidende daran:
Er zeigt die Welt ohne Verzerrung und Subtraktionen und ohne Beilegungen! Genau so, wie sie ist.
Alles im Universum wird von unserem Geist erzeugt. Auf einer einsamen Insel ohne Menschen gäbe es keine Beurteilungen, keine Meinungen und keine Worte und Begriffe. Erst die Beobachtung durch den Mensch mit seinem Denken erzeugt alles dies. Mache nichts, dann gibt es nichts! Der Mond sagt nicht: „Ich bin der Mond!", nur unser Geist erzeugt dies. Ein Hund sagt nicht: „Du bist ein Mensch!", aber unser Denken macht sowohl Wort als auch Vorstellung.
Zazen, Meditation und die Vorbereitung der Konzentration führen zu einem klaren Geist, der alles unverändert wiedergibt, wie es ist.
Anm.: Eigentlich sollte man auf denn Begriff "Meditation" ganz verzichten, weil die damit verbundenen Vorstellungen beim Publikum zu unterschiedlich sind. Hier im Booklet sei Meditation die Übung und der Zustand jenseits vom Denken.

Warum heißt es weiter: „Sobald der Spiegel zerbricht, taucht wahre Freiheit auf!"? Weil wir auch von dieser letzten Vorstellung „Spiegel" loslassen müssen, ebenso wie von „Erleuchtung", um ganz freY zu werden!
Erleuchtung bedeutet u.a., zu erkennen, dass es keine „Erleuchtung" gibt. Alle Punkte des Zen-

Kreises sind nur Wegweiser, die natürlich nicht wirklich existieren. In tiefer Meditation lösen sich auch diese letzten Vorstellungen und Produkte des Denkens auf, ebenso wie ein „EINS" oder „Jetzt"! In der Erleuchtung gibt es keine Unterschiede und Vorstellungen mehr; alles ist ein einziges großes Ganzes, mit dir darin aufgelöst. Man könnte Erleuchtung auch als die völlige Freiheit von allen Vorstellungen und Unterscheidungen definieren.

Meditation ist kein Selbstzweck. Sie stellt nur die Methode dar, das Boot, um an das andere Ufer zu gelangen. Keiner trägt das Boot über Land weiter mit, wenn er angekommen ist. Da wir aber durch unseren regen Geist immer wieder vom konventionellen Denken eingefangen werden, müssen wir immer wieder üben.

Meditation (oder Zazen) ist das Fitnessstudio für den Geist. Im Studio trainieren wir unsere Muskeln. Im Dojo üben wir unseren Geist und v. a. das Loslassen davon. Wir praktizieren so lange, bis sich der Flow der Meditation, das Loslassen vom Denken, ganz von selbst auch auf den Alltag überträgt.

Die Übung darf nicht zum Selbstzweck oder zur Flucht vor dem Alltag verkümmern; erst die Übertragung dieser zur Intuition werdenden Haltung auf das ganze Leben führt zu mehr Lebensfreude!

KURZ

Abschließend kann man feststellen, dass es nur zwei Arten der eigenständigen Übung gibt: Die Konzentration als aktive Bemühung des Geistes und die Meditation oder Zazen als das Loslassen von allem bei voller Wachheit. Träumerisches Dösen wird "totes Zazen" genannt und hat den Effekt eines Mittagsschläfchens.

Übe häufig auch in der Gruppe gemeinsam mit motivierten Menschen. Dies trägt dazu bei, deine egoistischen Ideen und Ansichten zu minimieren, weil du dich der Gruppe anpassen musst. Hier geht es nicht nach deinem Kopf. Zudem kann dir die Energie der Gruppe helfen.
Übe an beliebigen Orten. Dein Meditationsplatz muss keinesfalls ruhig und ideal sein. Vielmehr kann eine unruhige Umgebung deine Praxis sogar verstärken. „Störungen" existieren lediglich in deinem Denken. Alles ist im Jetzt da, genau so wie es sein muss!
Übe so häufig und lange wie möglich, üblicherweise in Phasen von ca. 25 Minuten in Abwechslung mit meditativem Gehen.

Die besten Lehrer für dich: Dein Alltag, erleuchtete Weisheitslehrer, dein Hund, der Baum und der Stein im Garten, der Himmel, Flüsse und Berge, Donner und Blitz, Regentropfen, Ameisen und Riesen, dein Schmerz, dein Altern ... und jeder Mensch!
Alle Flüsse fließen in den großen Ozean; keiner kann sein Wasser behalten, alle verlieren dabei ihre Namen und keiner wird vom großen Meer abgelehnt...

Kongan als dritte Variante der Praxis können ein wertvolles Hilfsmittel der Lehre sein um das Loslassen vom Denken zu üben:

KONGAN/KOAN

Anhand einiger Kongan möchte ich zeigen, wie diese helfen können, loszulassen. Es gibt bekanntlich sehr viele verschiedene Arten von Kongan. Man muss nicht alle 1700 oder mehr davon lösen und auch nicht alle Arten davon. Dennoch sind sie immer einen Blick wert, selbst für Anhänger des Soto-Zen als auch für Laien.
Nicht jede spontane Antwort ist gleich die beste, wie Anfänger oft meinen. Natürlich ist alles erlaubt und es gibt kein Falsch oder Richtig. Deine Antworten verraten aber viel über deinen momentanen Standpunkt. Je nach Grad der Weisheit sind verschiedene gültige Antworten möglich. Meistens gibt es aber eine oder einige wenige besonders zutreffende Antworten.

Am Beispiel einiger zufällig ausgewählter Kongan, möchte ich dir verdeutlichen, wie die Meister versuchen, die Schüler ins Denken zu verstricken. Oft haben diese etwas von Hypnose, weil sie dem Schüler eine Geschichte suggerieren, die er intuitiv und weise gesehen aber gar nicht analysieren sollte. Am besten er vergisst sie. Sein Denken soll mit klebrigem Honig gefangen werden. Man nennt

Kongan auch manchmal „Angelhaken". Der Gefragte muss lernen, sein Denken wie Wind zu halten und sich nicht wie eine Fliege mit Honig fangen zu lassen! Kongan sind auch wertvolle Lehrmittel, um den Erkenntnisgrad des Schülers zu prüfen.

Anm.: Die vorliegenden Kongan habe ich manchmal abgewandelt, um einen Aspekt klar zu machen. Die Namen der Zen-Meister, die diese geschaffen haben, finden hier wie alle Namen und Spezifika im Buch keine Beachtung. Verzicht auf alle Namen, Traditionen, unnötige Begrifflichkeiten usw. sollten es auch dem unerfahrenen Laien leichter machen, sich mit dem Text vertraut zu machen.

1\. Der Meister fragt: „Ein Mann hängt am Baum, hält sich nur mit seinen Zähnen an einem Ast fest. Seine Hände und Beine sind gefesselt, unter ihm klafft ein Abgrund. Ein Suchender fragt ihn, nach dem richtigen Weg. Er muss antworten, das ist seine spirituelle Pflicht. Wie kann er am Leben bleiben?"

Kommentar: Der Meister verstrickt den Gefragten in eine Geschichte. Er lässt ihn hypnotisch ein Bild visualisieren. Dieser soll aber von solchem Denken und von Vorstellungen loslassen! Wenn der Schüler nur die Frage im letzten Satz des Kongan beachtet und beantwortet, liegt er goldrichtig. Mit der einfachen Antwort zeigt er dem nach dem Weg Suchenden gleichzeitig, worauf es ankommt, was der erleuchtete Weg ist.

Wie kann ein gefesselter Mensch, aber auch jeder andere, IN DIESEM MOMENT weiterleben? „Einfach weiteratmen!", wäre eine gute Antwort, wenn auch nicht die einzig mögliche. Er könnte auch einfach loslassen, denn der Tod spielt keine Rolle. Er ist jetzt schon tot und wird nicht sterben. Keiner „stirbt", keiner wird „geboren". Geburt und Tod sind lediglich Sichtweisen einer Person mit Ich-Vorstellung. In der letztendlichen Realität gibt es nur den Wandel des Großen Ganzen. Aber dies alles ist nur Denken.

Was also kannst Du jetzt tun? Vielleicht nur Schweigen und nichts tun, weil einfach nichts anderes geht?

2. Der Meister fragt: „Die Maus frisst Katzenfutter, aber die Katzenschüssel ist zerbrochen! Was nun?"

Kommentar: Bei fast allen Kongan neigt man dazu, sich tausende Gedanken zu machen. Dies ist auch notwendig, um irgendwann, halb verzweifelt, davon loslassen zu können. Die Lösung erscheint dann oft in einem Akt des Aufgebens. Es kann bei der Lösung oft helfen, verschiedene Antworten, je nach Zen-Kreis-Stufe zu geben:

Die Antwort bei 0 und 360 Grad wäre hier die

gleiche.

Bei 90 Grad könnte man sagen, dass Maus, Schüssel und Katze EINS seien, wenngleich dies noch eine Antwort des Denkens wäre.

Bei 180 Grad ist alles Leerheit. Die Antwort wäre hier ein „donnerndes Schweigen" oder ein Schlagen auf den Boden, jedenfalls keine Worte.

Bei 270 Grad antwortet der Schüler mit einer allgemeinen Wahrheit oder mit einer Freiheitsantwort: „Auf der Bergkuppe des Mount Everest liegt Schnee!" oder „Der hölzerne Hahn schreit nicht nur am Morgen!". Auch „Keine Ahnung!" passt bei vielen Kongan.

Am treffendsten wäre aber hier die 360 Grad-Antwort: „Guten Appetit!", wobei auch diese noch aus Worten und Denken besteht. Vielleicht sollte die Antwort wortlos das Schmatzen der Maus imitieren...!?

Eine typische Zen-Antwort wäre auch die bloße Wiederholung der Grundaussage: "Die Maus frisst Katzenfutter, aber die Schale ist zerbrochen!" Aber auch dies hieße, noch an den Worten festzuhalten.

Ohne Denken beobachtet ist es nun mal so, wie es gerade geschieht. Nicht mehr.

3. Der Meister fragt: „Ein Zen-Meister formt aus einem Reiskorn eine winzige Kuh. Diese Kuh erweist sich als sehr gefräßig und frisst alles

auf. Dabei wird sie immer größer. Zuerst frisst sie das ganze Geschirr mit dem Essen darauf. Dann frisst sie die Möbel. Als die Kuh dann riesig geworden ist frisst sie alle Menschen und dich dazu. Sie frisst so eilig, dass sie nur schluckt und alles in ihrem riesigen Magen am Leben bleibt. Wie kannst du herauskommen?"

Kommentar: Auch hier verstrickt dich der Zen-Meister in eine Visualisierung, die dein Denken produziert. Die Geschichte ist keine Wahrheit, nur eine hypnotische Vorstellung. Lasse los davon! Beachte wieder nur den letzten Satz des Kongan! Also? Es gab nie eine Kuh und du warst nie in ihrem Bauch! Was antwortest du? Wie kannst du also herauskommen? Was würdest du jetzt tun, wenn du nie von der Kuh gehört hättest? Genau dies ist deine Antwort!

4. Der Meister fragt: „Drei Männer gehen spazieren. Alle drei führen verschiedene Handlungen aus: Der erste winkt mit einem Taschentuch. Der zweite bückt sich um etwas aufzuheben. Der dritte tut so, als hätte er ein Schwert in den Händen und schwingt es wild in der Luft. Was haben die drei gemeinsam, was ist das verbindende Element in dieser Situation, was ist die Beziehung der drei zueinander?"

Kommentar: Wieder versucht das Denken, wie im

Alltag gewohnt, die Handlungen der drei Männer nach einem gemeinsamen Nenner zu überprüfen. Was kannst du antworten, wenn du nicht überprüfst? Lasse dich nicht von der Geschichte wie von einem Hypnotiseur einfangen! Diesmal beachte lediglich den ersten Satz! Was antwortest du? Na, den ersten Satz! Vielleicht fällt dir ja auch spontan etwas Eigenes ein...

5. Der Meister fragt: „Ein Mann ascht seine Zigarette in einem Kloster auf eine Buddha-Statue. Du stehst daneben und musst etwas tun, den Mann zu lehren, dass er am Denken, an der Leerheit oder der Freiheit festhält. Er denkt so frei und weise zu sein, dass nichts mehr eine Bedeutung für ihn hat. Doch dies wäre einfach rücksichtslos. Er hat 360 Grad noch nicht verstanden. Was kannst du tun?"

Kommentar: Wieder wirst du mit einer komplizierten Geschichte konfrontiert. Sofort klinkt sich der Verstand ein und sucht verzweifelt nach einer Lösung. Den Mann zu schlagen oder zu schimpfen, würde ihn nicht ausreichend lehren; dies würde jeder andere bei 0 Grad tun. Du bist aber weiser! Hat er recht, dass die Statue völlig bedeutungslos ist, lediglich Quarks wie Asche auch (90, 180 Grad)? Ja, aber das ist nicht genug: Asche ist einfach Asche und die Statue ist die Statue!

Nun vergiss diese Geschichte und stelle dir vor, du seist vor Ort live dabei. Was würde man spontan tun? Was würde ein wohlerzogenes Kind tun ohne sich Gedanken über Belehrung oder Zen zu machen? Was tust du, wenn jemand bei dir zuhause aus Versehen Zigarettenasche auf deinen Ärmel verliert? Genau!

In den Augen des Rauchers ist er selbst Buddha, warum also nicht (noch mehr) Asche auf "diesen Buddha" aschen?

Oder wenn Du die Geschichte mit der Zigarette ganz vergisst, wie belehrst Du jemanden unabhängig von dieser Situation mit viel Mitgefühl, weil er die Wahrheit noch nicht vollständig verstanden hat? Lebe Zen vor, am besten ohne Worte!

6. Der Schüler fragt: „Ist ein Hund ein erleuchtetes Wesen?"
Der Meister antwortet: „Mu (=Nein)!"

Kommentar: Jeder weiß, dass jedes Wesen erleuchtet, also göttlich, vollständig und richtig so ist. Auch der fragende Schüler weiß dies. Deshalb erschüttert der Meister die Erwartungshaltung des denkenden Schülers mit einer an sich falschen Antwort. Aber ist sie wirklich falsch? Wenn man berücksichtigt, dass sowohl „Hund" als auch „erleuchtet" nur Begriffe und Vorstellungen sind, dann wird auch die Antwort beliebig. Hier ist

Ja=Nein richtig, beides ist rational bedeutungslos. Der Lehrer vernichtet das Festhalten des Schülers an Begriffen.
Antworten von Meistern können manchmal falsch sein, um das Denken aufzulösen. Aber was ist „falsch"?
Wäre hier als Antwort nicht einfach "Mu!" als Wiederholung wundervoll, denn Mu ist einfach Mu, ganz ohne Bedeutung?

7\. Der Meister erwischt Mönche dabei, wie sie sich um eine Katze streiten. Er hebt sie über seinen Kopf und sagt: „Sagt mir etwas, was mich davon abhält, diese Katze zu töten!"
Kommentar: Was würdest du sagen? Das ganze erinnert an die Geschichte König Salomons, der den Säugling töten wird, wenn die beiden angeblichen Mütter sich weiter darum streiten. Aber die wahre Mutter verzichtet lieber auf den Säugling und überlässt ihn der anderen Frau, bevor dieser getötet wird. Das bedeutet wahres Mitgefühl, das über Eigeninteressen hinausgeht.
Also, wie könntest du die Katze retten? Im Zen-Geist bedeutet das eigene Leben nicht mehr, als das anderer Wesen. Man würde sich bedenkenlos opfern um einen anderen zu retten! Wie löst du also dieses Kongan des großen Mitgefühls?
Übrigens wusste in der tatsächlichen Geschichte

keiner der Mönche eine gute Antwort und die Katze wurde getötet …

8. Der Meister fragt: „Alles kehrt zu dem Einen zurück. Aber wohin kehrt das Eine zurück?"
Kommentar: Kongan übersteigen das begriffliche Vermögen des Geistes. Sie sind am besten ohne Worte zu lösen. Natürlich betont die obige Aussage den an sich richtigen Aspekt des EINS. Geht man aber weiter, dann sind das „Eine" und irgendwohin „zurückkehren" nichts als tote Begriffe des Denkens. Vielleicht kehrt das Eine wieder zu dem Vielen zurück, weil es da keinen Unterschied gibt? Aber das wäre nur Denken.
Entscheide dich hier für eine spontane Handlung oder eine allgemeine Aussage, dann liegst du richtig. Welche der Antworten gefällt dir besser:
„Keine Ahnung!", „Die Eiche im Garten blüht im Frühsommer!" oder einfach auf den Boden schlagen?

9. Der Meister fragt: „Ist x verschieden von y oder gleich?"
Kommentar: Diese beliebte Frage von Zen-Meistern zielt auf 180 Grad im Zen-Kreis. Sei dir

bewusst, dass an dieser Stelle alle Worte und alles Denkbare seine Bedeutung verloren hat! Absichtlich habe ich die Frage für dich offen formuliert, weil es hier nicht auf die Objekte oder genannten Erscheinungen ankommt. Es geht um „gleich" und „verschieden". Nun, was sagst du? Natürlich kannst du nicht mit Worten antworten, da es im Nirwana nichts gibt, nicht einmal „nichts"! Antworte schnell, jetzt! Sobald du den Mund aufmachst, liegst du bereits falsch ...

Im Allgemeinen hilft es bei Kongan, sich der Grundinhalte des Befreiungsweges bewusst zu sein:

- Alles ist EINS.
- Großes Mitgefühl für alle Wesen.
- Loslassen vom Denken, Keine-Ahnung-Geist, Punkt vor dem Denken.
- Nur dieser eine Moment jetzt zählt!
- Handlungen sind meist klarer als Worte.

Alle Kongan untersuchen letztlich die grundlegende Frage der Menschen: „Wer bin ich?" Und alle geben im Grunde die gleiche Antwort: „Keine Ahnung!", bezogen auf den denkenden Geist. Wer EINS und JETZT verinnerlicht hat, kann jedes Kongan spontan durch eine passende Handlung oder Geste oder wenige Worte beantworten!

Alle Kongan suchen in dir nach Antworten auf die Frage „Wer bin ich?" oder "Was tust du, wenn (verstandesmäßig) nichts mehr geht?"

ENO DR. MICHAEL WEH

Wenn du sagst: „Ein Ich ist nicht! Ich bin alles und alles ist ich! Es gibt kein Ich und gab noch nie ein Ich, es sei denn als Produkt meines Denkens!", dann ist das gut, aber es ist immer noch Denken! Drücke es ohne Worte aus, jetzt, sofort!

Kannst du etwas sagen, das ureigenst nur von dir selbst kommt, ohne dass es andere dir gegeben haben? Drücke diese Antworten durch lebendige Taten aus …! Das ist Zen.

SCHLUSSWORT

Mehr bedarf es nicht, um seine eigene Erleuchtung, die als Potenzial für jeden vorhanden ist, zu entfalten: Weisheit und Methode (Übung, das Praktizieren). Wir sind Sehende, die träumen, blind zu sein. (i)Zen ist der Weg uns aufzuwecken und sehen zu lassen!

Der vorliegende Text ist natürlich komplett unrichtig und unwahr! Alles, was mit Worten ausgedrückt wird, muss falsch sein oder ist zumindest nicht in allen Facetten wahr. Worte erzeugen Vorstellungen und andersherum. Worte schneiden aus der großen Wahrheit immer einen Teil heraus, erfassen nie das große Ganze. Ein Wort erzeugt immer gleichzeitig seinen Gegenpart im Denken. Ein „Eins" gibt es lediglich im Kontrast zu „Viele". Ein „Jetzt" kann nur im Gegensatz zu einem „Nicht-Jetzt" gedacht werden, also zu Vergangenheit oder Zukunft.

Dadurch werden Worte und Lehrreden aber nicht sinnlos. Man darf sie lediglich nicht als vollständige Wahrheiten betrachten. Diesen Fehler machen die meisten Gläubigen einer jeweiligen Religion bei

ihren jeweiligen heiligen Büchern und Regeln! Texte können lediglich Methoden, Impulse, Wegweiser oder Teilwahrheiten für den Suchenden liefern. Sie können ein wertvoller Motor sein, aber keine Wahrheit!
Letztlich muss man alle Worte und Begrifflichkeiten hinter sich lassen, zum Punkt vor dem Denken zurückkehren, um die Wahrheit und das eigene, wahre Wesen zu schauen! Handle, lebe, bevor dein Denken einsetzt! Bis dahin mögen Worte uns aber als Hilfsmittel dienen.

Halte es wie beim Atmen oder Gehen: Du kannst nur den einen nächsten Atemzug oder den nächsten Schritt tun! Es ist unmöglich, den zweiten oder dritten vorzuziehen, denn dann wird er zum nächsten. Lebe und denke wie du atmest und gehst. Handle Zug-um-Zug, Schritt-für-Schritt, Moment-zu-Moment.

Alles ist Wahrheit! Glaube an Gott, an den Tod, an die Worte eines Kleinkindes, an machthungrige Politiker und das Tun eines völlig Verblendeten - jeder hat recht! Aber kaum einer erkennt die Große Wahrheit, die alle Teilwahrheiten und Aspekte des Lebens enthält. Deshalb sind jegliche Meinung und Sichtweise richtig, aber niemals vollständig wahr! Glaube an alles, lehne nichts und niemanden ab. Alles gehört zum Großen Ganzen. Aber erfahre die Allwissenheit deiner Erleuchtung!

Warum ist es falsch zu sagen, die Erleuchtung sei

IN jedem von uns, sondern warum ist es besser zu sagen, wir SIND Erleuchtung?
Und vergiss nicht, du hast keine „Zeit", du wirst bald sterben: Übe heute, wann sonst!

ZULETZT eine Aufgabe für angehende Zen-Meister: Warum gilt der Ausspruch *"Fühlende Wesen besitzen keine Buddha-Natur!"* (erleuchtetes Sein) seit dem 4. Patriarchen im Zen als höchste Weisheit, wo doch Buddha originär verkündet hatte, dass alle Wesen Buddha-Natur besitzen?

Wenn du dies beantworten kannst, darfst du alle Bücher wegwerfen und musst sofort alle Wesen vom Leiden befreien!

enO

ÜBER DEN AUTOR

Allein die Lehre ist wichtig, nicht die Person, die sie verkündet! Dies stand schon in den klassischen Veden und betonte auch Buddha immer wieder. Sich zum Guru oder Meister zu erheben, widerspricht dem Verständnis von EINS. enO möchte nicht den Eindruck vermitteln, irgendeine Weisheit oder Methode neu entwickelt zu haben! Im Buddhismus und Zen wurde in Jahrtausenden alles bereits gedacht und gesagt, was relevant ist. Ein Autor oder Lehrer kann meist nur auf seine eigene Art vermitteln, neu formulieren und variieren. Deshalb ist auch iZen ausschließlich als Anpassung und Vereinfachung der Kommunikation für moderne Menschen zu verstehen.
Viele wollen immer ganz genau wissen, wer da zu ihnen spricht, sich eine Vorstellung von der Person machen, bevor sie sich die Mühe machen, zuzuhören. Deshalb ganz kurz:

enO studiert und meditiert Buddhismus, Zen und Raja-Yoga seit 40 Jahren. Als Mediziner arbeitete er mit Hypnose bei Angst, Schmerz und Depression und unterrichtete Fachkollegen. Seine bisherigen Bücher und CDs, als auch dieser Text und seine

Lehren, wurden v. a. durch Daikan Eno (Huineng), Zenji Dogen, Ummon, Oshos Interpretation des Vigyana Bhairava Tantra, Pantajalis Yoga-Sutra und zuletzt, aber nicht an letzter Stelle, von Seung Sahn beeinflusst.
Zahlreiche Aufenthalte in Klöstern, unzählige Kontakte mit Lehrenden und Suchenden, aber v. a. die eigene tägliche Meditations- und Lebenserfahrung von ca. 60 Jahren floss in den vorliegenden Text ein.

Seit vielen Jahren unterrichtet er in wechselnden Gruppen und an verschiedenen Orten in und um Würzburg seine moderne Zen-Lehre, die er ganz zeitgemäß iZen nennt: Zen im Wandel der Zeit (analog I-Ging: „I" bedeutet chinesisch „Wandel"). Die Lehre des Weges trug weiterhin zur Ausreifung seiner Zen-Erfahrung bei.

Wer mehr wissen möchte, findet im großen Web bei Dr. Google, Amazon und auf vielen anderen Seiten genügend Informationen. Aber nicht die Vergangenheit macht den Wert einer Lehre oder eines Lehrers aus, sondern allein deren Wirksamkeit und Nutzen im Jetzt!

P.S.: Wir üben Zen nicht für uns, sondern für alle Wesen (und Dinge), denn da ist kein Unterschied!

DA-SEIN

Mache beim Sitzen und damit im Leben rein gar nichts; es gibt keine Aufgabe und kein Ziel, sei einfach nur da.

In der buddhistischen Lehre wird oft versucht, die Nicht-Dualität oder das Nirwana durch Verneinungen auszudrücken: das „Nicht-Denken" im meditativen Flow, den „Keine-Ahnung-Geist" im Alltag bewahren, die Welt ist „nicht-zwei", „ursprünglich gibt es nichts" usw.

Aber auch wenn man einen Begriff und damit eine Vorstellung wieder durchstreicht, dann bleibt auf dem ursprünglich leeren Blatt unseres Geistes dennoch etwas übrig, nämlich das Negierte!

Hypnosetherapeuten wissen, dass das sog. Unbewusste Negationen nicht umsetzten kann. Für ein „Fall nicht hin!" muss erst das Hinfallen gedacht werden, um es dann wieder zu streichen; für ein „Hab keine Angst!" muss zuerst die Angst gedacht werden, um sie dann wiederum negieren zu können!

Deshalb ziehe ich, wo auch immer möglich, Begriffe ohne Negationen, also mit wertfreien Inhalten vor: „Da-Sein" statt „Nicht-Denken" oder „EINS" statt „Nicht-Dualität" usw. Die Wirkung und das Verstehen scheinen dadurch tiefer zu gehen. Verneinungen lassen sich natürlich nicht immer vermeiden.

Mögest du zügig deine Erleuchtung erfahren und alle Wesen vom Leiden erretten!

Dein enO

www.izen.world

WEITERE BÜCHER DES AUTORS

Website: www.izen.world

„Explosion des Bewusstseins", Direkt zu Satori mit der PMR-Methode, KDP-Amazon
„Meditiere nicht!, Warum Meditation ein Hindernis darstellen kann. KDP-Amazon
„Weg damit!", Meditation Ruckzuck erlernen, KDP-Amazon
„Giganten des Zen", KDP-Amazon
„Der Tod Gottes", Amazon KDP
„Internet Breakdown", KDP-Amazon
„Moderne Meditationen", Shaker Verlag
„Magie der Hypnose", Shaker Verlag
„Gehirnwäsche? Ja bitte!", Shaker Verlag
„Die neuen Illuminati", Shaker Verlag
„Hypnos", Healthstyle MAM Verlag (CD)
„Transform Now!", Healthstyle MAM Verlag (CD)
„Gesund abnehmen!", Healthstyle MAM Verlag
"Zauberhafte Hypnose", KDP-Amazon

www.ingramcontent.com/pod-product-compliance
Lightning Source LLC
Chambersburg PA
CBHW070431180526
45158CB00017B/966